AF397459

DISSERTATION
SUR LA SAIGNÉE

RÉPONSE A M. LE DOCTEUR BARBIER

AU SUJET DE SON TRAVAIL

SUR LES ÉMISSIONS SANGUINES

PUBLIÉ A L'OCCASION DE MON MÉMOIRE

SUR LA FIÈVRE CÉRÉBRALE

PAR

M. J. BRUGUIER

DOCTEUR EN MÉDECINE,
ANCIEN MÉDECIN NON RÉTRIBUÉ PENDANT 25 ANS, DE BUREAU DE BIENFAISANCE,
ANCIEN MÉDECIN CANTONAL, ANCIEN MÉDECIN DES HOSPICES CIVILS,
MÉDECIN EN CHEF, NON RÉTRIBUÉ, D'AMBULANCE PENDANT LA GUERRE 1870-1871,
EX-MÉDECIN DE COLONISATION, ETC., ETC.

> Soyez-vous à vous-même un sévère critique.
> BOILEAU.

> La critique est aisée et l'art est difficile.
> DESTOUCHES.

(Extrait du Journal de Médecine et de Pharmacie de l'Algérie)

ALGER
IMPRIMERIE DE L'ASSOCIATION OUVRIÈRE, P. FONTANA ET Cⁱᵉ
1881

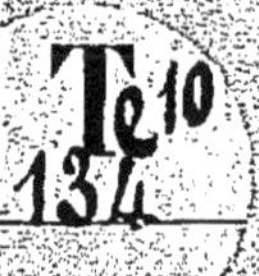

DISSERTATION
SUR LA SAIGNÉE

RÉPONSE A M. LE DOCTEUR BARBIER

AU SUJET DE SON TRAVAIL

SUR LES ÉMISSIONS SANGUINES

PUBLIÉ A L'OCCASION DE MON MÉMOIRE

SUR LA FIÈVRE CÉRÉBRALE

PAR

M. J. BRUGUIER

DOCTEUR EN MÉDECINE,
ANCIEN MÉDECIN NON RÉTRIBUÉ PENDANT 25 ANS, DE BUREAU DE BIENFAISANCE,
ANCIEN MÉDECIN CANTONAL, ANCIEN MÉDECIN DES HOSPICES CIVILS,
MÉDECIN EN CHEF, NON RÉTRIBUÉ, D'AMBULANCE PENDANT LA GUERRE 1870-1871
EX-MÉDECIN DE COLONISATION, ETC., ETC.

Soyez-vous à vous-même un sévère critique.
BOILEAU.

La critique est aisée et l'art est difficile.
DESTOUCHES.

(Extrait du Journal de Médecine et de Phamacie de l'Algérie)

ALGER

IMPRIMERIE DE L'ASSOCIATION OUVRIÈRE, P. FONTANA ET Cⁱᵉ

1884

DISSERTATION SUR LA SAIGNÉE

RÉPONSE A M. LE Docteur BARBIER

AU SUJET

DE SON TRAVAIL SUR LES ÉMISSIONS SANGUINES

MONSIEUR ET TRÈS HONORÉ CONFRÈRE,

J'ai suivi avec intérêt la communication que vous avez faite sur les *émissions sanguines*, dans les cinq derniers numéros du *Journal de Médecine et de Pharmacie de l'Algérie*, année 1882.

Le moment où vous avez fait paraître ce travail et les raisons que vous donnez au sujet de cette publication, témoignent assez que si vous n'avez pas voulu présenter la critique en règle de la doctrine que j'ai émise dans mon Mémoire sur la fièvre cérébrale, touchant la puissance abortive de la saignée *ad sudorem* dans tous les cas d'inflammation franche, aiguë, votre intention a été du moins d'en donner la contre-partie.

Votre exposé ne m'a point fait dévier de la voie dans laquelle je m'étais volontairement engagé et que je m'étais imposé la règle de suivre jusqu'au bout. Vous avez pu en juger, soit par la notice que j'ai publiée en septembre dernier, sur l'angine phlegmoneuse, dans le *Montpellier médical*, si ce journal est tombé entre vos mains, soit par celle qui était naguère en cours de publication et que vous avez pu lire dans le journal cité plus haut auquel nous collaborons l'un et l'autre, sur un état pathologique particulier, qui m'a paru constituer la première période du croup. Si je persiste dans mes convictions, cela ne doit point vous surprendre ; c'est au nom des faits que je parle, et au nom des faits froidement observés. *Plus valet experientia quàm ratio.*

Vous ne trouverez pas mauvais, j'espère, que je vous communique mon appréciation sur votre travail : la lumière se fait, dit-on, au choc des opinions ; et puis n'est-il pas de règle que c'est à l'accusé d'avoir toujours la parole le dernier?

Je me serais bien volontiers dispensé de ce surcroît d'occupation; mais j'ai remarqué qu'au lieu de nous rapporter simplement ce que vous aviez vu, dans votre longue carrière médicale, ainsi du reste que nous avions lieu de nous y attendre, d'après le titre même de votre travail, *Souvenirs de 40 ans de pratique médicale*, vous vous appliquez à compulser les auteurs et à m'opposer, avec une tenacité un peu trop systématique, ceux qui vous ont paru hostiles à la saignée.

Cette manière de procéder indique clairement, de votre part, une sorte de parti pris et démontre, quoi que vous en disiez, dans votre *courte préface*, l'intention formelle de mêler au débat un peu de critique. Cela est si vrai, que vous faites presque toujours parler les auteurs que vous mettez en scène et que ce n'est, en quelque sorte, qu'exceptionnellement que vous vous montrez vous-même en évidence.

Je me réserve d'examiner avec soin les citations que vous leur empruntez ; il me sera facile, je crois, de vous démontrer que vous avez fait souvent de mauvais choix ; que vous avez même prêté à quelques-uns une opinion entièrement contraire à celle qu'ils ont clairement exprimée dans leurs écrits.

Je tâcherai d'apporter dans la discussion le calme et l'urbanité auxquels on doit s'attendre de la part d'un confrère. La pétulance, d'ailleurs, sied mal à l'âge où nous sommes arrivés.

J'ai apporté des faits à l'appui de ma théorie. vous l'avez vu; vous n'avez pas voulu vous décider à les vérifier, à les soumettre au creuset de l'observation; la chose en valait bien la peine, puisque la vie de nos semblables en est l'enjeu; je le regrette. Si vous aviez essayé auprès de vos malades l'héroïque médication que j'ai fait connaître, vous n'auriez pas cherché à la dénigrer.

Au lieu de suivre cette voie, la seule rationnelle, la seule à invoquer, la seule en un mot qui pût jeter du jour sur la question, puisque vous conserviez quelque doute, vous vous êtes entouré de pathologistes, très honorables sans doute, mais qui, pour la plupart, sont morts depuis longtemps et n'ont pu par conséquent faire allusion à ma doctrine, qui n'a été publiée que longtemps après eux. C'est donc à tort que vous les faites intervenir dans le litige.

J'ai cru pouvoir être utile à mes confrères et à leurs malades en faisant connaître la *puissance abortive* de la *saignée ad sudorem*, dans ce petit mémoire sur la fièvre cérébrale qui vous a fait bondir d'impatience. Je crois leur être utile encore en publiant cette réponse à votre manifeste.

Ces préliminaires énoncés, j'ai hâte d'aborder mon sujet ; toutefois, comme je n'aime point à chicaner dans la discussion, surtout en médecine, je me propose de vous suivre pas à pas, de citer toujours vos propres expressions, qui seront tout à la fois numérotées et guillemetées, afin que nul ne puisse m'accuser d'avoir voulu en altérer le sens, si quelquefois l'on me donne raison contre vous.

1° « Il y a longtemps, dites-vous, que ce travail attend son
» tour de rôle, c'est-à-dire le mot FIN du mémoire intéressant
» et convaincu du Docteur Bruguier.—Étant l'*aîné* en date, on
» ne saurait le prendre pour une *réplique* ou une *polémique.* »

Que vous ayez eu l'intention de publier de bonne heure l'opinion que vous vous êtes faite sur les effets de la saignée, employée d'une manière banale, c'est-à-dire à peu près comme le font tous les praticiens ; que votre article même ait été adressé au Directeur du Journal, avant que le mien ait paru, je ne le conteste pas ; cela peut être vrai, mais cela ne vous donne pas le droit de réclamer *le droit de primogéniture.* Mon mémoire a *commencé à paraître plus de six mois avant le vôtre.* Je cite des faits (notamment l'observation du jeune Ulysse Espion), qui ont été recueillis lorsque vous étiez encore sur les bancs du collège, et vous prétendez à la priorité ! Devons-nous être jugés selon les promesses de l'Evangile, *les premiers seront les derniers ?* Croiriez-vous, par hasard, avec quelques naïfs paysans que, dans un accouchement gémellaire, c'est l'aîné qui vient toujours le dernier ? De bonne foi, mon cher Confrère, je ne puis pas, je ne dois pas vous faire une pareille injure...

Quant à la qualification sous laquelle vous désirez que le lecteur envisage votre écrit, il nous importe peu de le savoir. Je souhaite qu'il ne vous accuse pas d'avoir voulu emmieller les bords de la coupe, que vous avez remplie à mon intention.

2° « Quoique ma manière de voir sur la même question
» diffère du tout au tout avec celle de mon honorable confrère,
» je ne crois pas devoir renoncer à mon opinion qui, du reste,
» *se généralise tous les jours de plus en plus dans le monde*
» *médical* Le lecteur adjugera. »

Vous ne croyez pas devoir renoncer à votre opinion ; soit : nul n'a le droit d'exiger de vous un pareil sacrifice ; et il nous importe peu de savoir si vous avez opiné pour Hippocrate ou pour Galien.

Il semble, cependant, que l'humanité serait en droit de vous demander compte des efforts que comme praticien vous étiez tenu de faire pour augmenter son bien-être et pour parvenir notamment à perfectionner nos méthodes curatives, soit pour les simplifier, soit pour diminuer le danger de la maladie, soit pour tâcher de réduire le nombre des cas funestes. Et si par un singulier hasard, vous étiez questionné sur la valeur de la théorie que j'ai émise et que vous faites semblant de ne pas vouloir critiquer, tout en cherchant à la déprécier, que répondriez-vous ?

Diriez-vous, par exemple, qu'avant d'en faire l'essai au lit du malade, vous avez voulu attendre le verdict de l'opinion publique, par la raison que l'homme ne renonce point au culte même des faux dieux, alors qu'il les a encensés toute sa vie, qu'il ne brise jamais complètement le moule dans lequel s'est passé sa jeunesse ? Non, sans doute ; car on pourrait vous dire alors et avec raison : il valait mieux n'en pas parler du tout..

Quant à la douce quiétude dans laquelle vous aimez à vous complaire, parce que vous voyez votre sentiment se généraliser tous les jours de plus en plus dans le monde médical, je vous déclare que je suis bien loin de voir un véritable progrès dans cet état de fatale proscription dans lequel vous tenez la saignée. Mon observation m'impose le devoir d'agir tout autrement ; je m'empresse même de vous faire remarquer avec le Dr Simonrotte, médecin en chef très distingué de l'hôpital de Lunéville, que *les praticiens qui se sont, comme vous, montrés hostiles à l'usage des émissions sanguines, ne se sont jamais déclarés contre elles qu'au moyen d'une hypothèse qui leur était contraire* (1).

Je ne puis voir dans cette tendance de la part des médecins de notre époque qu'un travail de réaction qui s'opère en ce moment dans les esprits.

On ne veut plus de la saignée aujourd'hui par la raison qu'on la prodiguait follement il y a quelques années : on ne voit plus de turgescence inflammatoire dans certains états morbides où elle apparaît de la manière la plus tranchée, parce qu'alors on l'apercevait partout. La théorie qu'on s'est faite dans ces derniers temps au sujet de *l'anémie* ne le permet pas.

Nous sommes ainsi faits, nous courons toujours aux extrêmes sans presque tenir compte de ce qu'il y a de bon dans les investigations de nos devanciers, au mépris même des conseils

____

(1) Bull. gén. Thérap. méd. chir. Tom. LI.

judicieux du célèbre Klein : *Liberam medicinam profiteor,
nec ab antiquis nec à novis, utrosque ubi veritatem colunt
sequor, magni facio sæpius repetitam experientiam.*

C'est une volte-face qui sera de courte durée, je vous le pré-
dis : tout ce qui nous vient de la réaction, de la mode ou du
caprice ne peut avoir qu'une existence éphémère, est fatale-
ment voué à une fin prochaine.

Remontez le cours des siècles, si cela peut vous convenir,
pour votre édification personnelle; vous serez bientôt effrayé
des immenses ruines qui s'offriront à vos regards : ce sont là,
ne vous y trompez pas, les stériles débris de ces systèmes fa-
meux, annoncés à grande pompe, qui promettaient, eux aussi,
la vérité au monde et qui, pour la plupart du moins, se sont
écroulés avec fracas, du vivant de leurs auteurs, par cela seul
qu'ils n'avaient pour base qu'une expérience trompeuse et mal-
saine Π δὲ πείρα σφαλερή (1), *experientia fallax.*

Quant à la proposition que vous avez émise de laisser le
lecteur vider le débat, je le veux bien :

Non nostrum inter nos tantas componere liles

mais à une condition, c'est de ne pas prendre pour juge le lecteur d'aujourd'hui. Ebloui par les vastes horizons que l'humo-
risme moderne offre à ses yeux, je craindrais les conséquences
d'une sentence trop prématurée. Le médecin de notre époque
croyant retrouver un peu d'*anémie* partout, dans la phlegmasie
aigue, comme dans le tempérament sanguin le mieux trempé,
s'est laissé facilement entraîner par le tourbillon qui vous em-
porte. Laissons, si vous m'en croyez, l'affaire en instance : la
génération médicale qui nous suivra — car on ne peut être
jugé que par ses pairs, — libre des préjugés qui nous assiégent,
prononcera son jugement avec plus d'indépendance, *si elle se
souvient, hélas! que l'un et l'autre nous ayons vécu...* D'ailleurs, nos théories auront alors largement fait leurs preuves.

3°. — *La Phlébotomanie.* — « M. Bouillaud saigne-t-il aujourd'hui autant qu'autrefois? »

*Monsieur Bouillaud saigne-t-il aujourd'hui autant
qu'autrefois,* s'écriait en 1869 le rédacteur d'un journal de médecine, auquel vous empruntez cette apostrophe, tout en nous
laissant presque deviner le nom. Craindriez-vous, par hasard,
de vous être trop avancé en rapportant les expressions de Mar-
chal (de Calvi) à l'égard du célèbre clinicien de la Charité et
de sa méthode?

---

(1) Hipp. op. aphor.

Vous accusez l'éminent professeur d'avoir répandu le sang avec trop de prodigalité, je le trouve aussi. Mais de ce que l'on a abusé de la saignée, faut-il en proscrire l'usage ? Non certes : car en raisonnant dans cette hypothèse, nous serions bientôt forcés de nous priver des choses même les plus indispensables. On a à peu près abusé de tout ; mais vous, tout le premier, avez-vous renoncé à l'usage du vin, parce qu'il procure l'ivresse ? Aviez-vous défendu qu'on fasse du feu en hiver dans votre cabinet, lorsque vous habitiez le climat rigoureux de la Loire, parce que l'on voit bien souvent le feu amener l'incendie ?

Usons donc et n'abusons pas, c'est une des lois de l'hygiène.

4 « Avant de commencer écoutons la voix autorisée des » maîtres de la science. »

Rien de mieux assurément ; mais n'écoutons pas ces grands hommes en aveugles, en êtres essentiellement passifs. Quelqu'éminents que soient dans l'opinion publique les grands pathologistes dont vous avez invoqué le témoignage, n'oubliez pas qu'eux aussi ont été sujets à l'erreur, *errare humanum est*. C'est à nous, héritiers de leurs doctrines, qu'incombe le devoir de séparer l'ivraie du bon grain.

Contrôlons donc avec prudence, de sang-froid, sans parti pris, les enseignements qu'ils nous ont laissés : adoptons-les, si nous les trouvons conformes à l'observation ; rejetons-les dans le cas contraire.

5° « L'affaiblissement de la vie est l'effet premier et fonda- » mental de la soustraction du sang. »

A vous entendre, car il n'est pas possible de se méprendre sur le sens ni sur la portée de votre citation, on prendrait Hufeland, le célèbre médecin du roi de Prusse pour un des plus ardents détracteurs des émissions sanguines. Vous seriez dans une étrange erreur, si vous le croyiez ainsi ; je vous donne, au contraire, ce judicieux observateur pour un partisan bien convaincu de la saignée, pratiquée même *larga manu*, dans le traitement des phlegmasies parenchymateuses. Voyez notamment avec quelle vigueur d'expression il en parle, à l'occasion de la pneumonie, dans son *Traité de médecine pratique* (1).

Comme cet ouvrage pourrait ne pas se trouver sous votre main, pour vérifier la citation, vous allez me permettre de

(1) Excellent livre, beaucoup trop abrégé, dont le Doct. Jourdan nous a donné une bonne et exacte traduction.

vous rapporter ses propres expressions : « Cette maladie (la
» pneumonie), *exige* et *supporte* les évacuations sanguines
» *les plus abondantes* : plus on saigne de bonne heure, plus
» *la saignée est copieuse* et plus aussi *elle a d'efficacité* pour
» détruire le travail inflammatoire. »

Et afin que le lecteur ne se méprenne pas sur le sens qu'il
donne à ces mots : *saignée copieuse, saignée abondante*, il a
soin de nous le préciser de manière à ce qu'on ne puisse pas
s'y tromper. *On doit même, dit-il, laisser couler le sang jusqu'à la cessation de la douleur* ou *jusqu'à ce que le malade
soit près de tomber en syncope.*

Et n'est-ce pas précisément là ce que je fais moi-même ? La
sueur que je m'efforce d'obtenir dans la saignée n'est-elle
pas un des signes de la syncope ? Vous ne pouvez pas le con-
tester ; un autre maître de la science, Joseph Quarin, l'a dit :
*In validiore pleuritide, sanguis ad animi prima deliquii
signa mittendus, quæ sunt pallor in oculis, vultu,* sudoris
guttulœ in fronte, pulsus languidus (1). Me voilà donc en
communion d'idées avec ces deux grands maîtres ; mais pour-
suivons.....

6° « Les émissions sanguines *affaiblissent le malade et
» prolongent la convalescence* en *diminuant* la proportion
» *des globules*, tout en augmentant la *fibrine.* »

Cette proposition que vous allez emprunter au D' Beau est
vraie, je l'avoue ; mais elle n'est applicable qu'aux petites saignées sans cesse répétées et toujours insuffisantes pour arrêter
les progrès du mal, ou à celles dont on a fait un mauvais
usage, comme par exemple dans les observations que vous
nous citez plus loin : telle votre maîtresse d'hôtel de St-Sym-
phorien-de-Lay, la malade de Caen, et ce pauvre tambour —
Montrocher, — propriétaire à Lay, au département de la
Loire.

Ne pensez-vous pas que ce savant pathologiste aurait ample-
ment modifié sa proposition s'il avait connu les effets que j'ai
obtenus de la saignée *ad sudorem*, lesquels prouvent jusqu'à
l'évidence que ce remède n'*affaiblit* que la *maladie*, supprime
en quelque sorte la convalescence et ne *porte point atteinte
aux forces* du sujet, ainsi que vous pouvez le voir en vous re-
portant aux faits que j'ai publiés.

Mais, vous n'apercevez donc pas le bout d'oreille chez l'auteur que vous citez ? Beau, dans le passage que vous lui avez

---

(1) J. Quarin. Méthod. inflam. méd. cap. IV. *De Pleurit.*

emprunté, a voulu surtout stigmatiser la méthode des *saignées coup sur coup*, et donner un coup d'assommoir à son inventeur. Vous ne savez donc pas qu'ils ont l'un et l'autre traité à peu près le même sujet (1) ? Pure jalousie de métier ! Passons...

7° « Ce n'est pas chez les forts, dites-vous avec Laennec que
» vous trouverez des polypes du cœur ; dans les services où
» *l'on saigne beaucoup*, l'on voit plus qu'ailleurs des endocar-
» dites, des concrétions polypeuses, des embolies. »

Je suis à me demander, mon cher et très honoré confrère, depuis le jour où j'ai lu votre travail, si dans le passage qui va nous occuper, vous avez bien saisi le sens de l'auteur. Je crois que non. Vous me paraissez en effet confondre dans un même anathème les praticiens qui se bornent à une ou deux larges saignées, pratiquées de bonne heure, comme le recommande Hufeland, et comme je le fais toujours moi-même, et ceux qui s'en tiennent à des saignées moindres, mais qu'ils sont constamment obligés de répéter dans le cours de la phlogose, ainsi que l'ont prescrit autrefois d'éminents pathologistes (2) et comme l'ont fait, du temps de Laennec, Grisolle, Broussais, Roche, Sanson, Bouillaud et tant d'autres. Cette appréciation, que vous paraissez vouloir donner au texte que vous empruntez à Laennec, entrait évidemment dans vos vues ; vous combattez ma doctrine. Eh bien ! ne précipitons rien, comparons, si vous voulez, ce que dit cet immortel observateur dans la phrase que vous m'opposez, avec ce que nous verrons ailleurs, dans le corps du même ouvrage, *Traité de l'auscultation médiate* : peut-être y trouverons-nous quelque communication qui nous permettra de donner la véritable interprétation de sa pensée. C'est bien là ce qui est arrivé. Voyez en effet comment s'exprime Laennec dans le chapitre (3) qu'il consacre au traitement de la pneumonie : « une saignée *abondante* faite de bonne heure fait tomber *beaucoup plus vite* l'organisme inflammatoire que des saignées *moins fortes et plus répétées* ne feront un peu plus tard et l'on a *moins à craindre la recrudescence* de l'inflammation. »

Et comme si l'expression de *saignée abondante* lui avait paru trop vague, il a voulu en mieux préciser la signification, et nous permettre de conjurer promptement le danger, en

---

(1) Trait. malad. du cœur et des gros vaisseaux par MM. Berlin, Bouillaud. Trait. expériment. et cliniq. d'auscultation appliquée à l'étude des maladies du cœur, par Beau.

(2) Amatus Lusitanus, Lazerme, Liéutaud, Bayle, etc., etc.

(3) Tome 2, ch. 6, art. 6.

ajoutant plus bas qu'il *s'était bien trouvé lui-même d'avoir poussé l'évacuation sanguine jusqu'à la dose de 20, 24 30 et 36 onces*, selon la vigueur du sujet et la gravité de la maladie (sept cents, neuf cents et onze cents grammes). D'où je suis forcé de conclure, j'ai bien quelque regret de vous le dire, que vous n'êtes pas très heureux dans vos citations, ni dans le choix de vos auteurs.

8. « Il n'est pas étonnant, faites-vous dire à Pétrequin, que « les saignées *coup sur coup* jugulent le mal, puisqu'elles « jugulent le malade. »

Il est, ce me semble, superflu de revenir sur ce que j'ai déjà dit à l'égard de la méthode de Bouillaud, que je désapprouve comme beaucoup trop débilitante et qui d'ailleurs n'offre aucune espèce d'analogie avec la mienne. En somme, et pour n'avoir plus à m'en occuper au cas où vous y reviendriez, dans la suite, je dois vous déclarer qu'à mes yeux, elle est aussi éloignée de celle que j'ai inaugurée et que vous attaquez, que nous le sommes nous-mêmes de nos antipodes.

9. « La doctrine physiologique, a dit Devay, a été nuisible « à la profession médicale. »

Ce texte vous a paru admirable ; vous avez été même près de tomber en extase en le citant, tant vous en étiez émerveillé ; mais moi qui le trouve un peu moins beau, trop tranchant et surtout beaucoup trop absolu, je suis à me demander si vous voudriez nous ramener au temps de Pythagore et nous faire jurer encore sur la parole du maître, *in verba magistri*, αυτος εφα comme on disait alors.

Sans doute, pour mieux faire ressortir le caractère inflammatoire de plusieurs états pathologiques, qu'avant lui l'on croyait appartenir à des lésions d'une toute autre nature, l'infatigable promoteur de l'attrayante doctrine de l'Irritation a été trop loin. Mais ne faut-il pas quelquefois dépasser le but pour montrer aux plus incrédules qu'il a été atteint ? Et parce que Broussais sera tombé dans l'exagération, devons-nous méconnaître les services qu'il a rendus ? Devons-nous lui retirer toute notre sympathie, l'accabler d'ingratitude ? Non, certes : ce ne serait ni logique ni charitable. Et puis, auriez-vous par hasard oublié que si nous voyons aujourd'hui plus loin que ceux qui nous ont précédés, c'est, comme dit fort spirituellement Fontenelle, *parce que nous sommes montés sur leurs épaules.*

Au résumé, le fait suivant qui s'est passé sous mes yeux et

bien d'autres qui lui ressemblent, et que je pourrais rapporter
ici, témoignent surabondamment, ce me semble, que l'éminent
réformateur du Val de Grace a quelque droit encore à notre
reconnaissance comme à nos respects.

J'ai vu moi-même tant à Nîmes qu'à Montpellier, en 1821, à
une époque, comme vous savez, où la médecine physiologique
comptait encore peu d'adhérents dans la province et loin de la
capitale où elle avait vu le jour, j'ai vu, dis-je, des praticiens
très répandus, dont par convenance je m'abstiendrai de donner les noms, s'obstiner à traiter les bubons vénériens, par
exemple, à grands renforts de cataplasmes, prétendus fondants,
de frictions mercurielles sur le siége du mal, d'emplâtre de
Vigo *cum mercurio*, sans oublier l'indispensable et classique
décoction des bois sudorifiques additionnée de liqueur de Van-
Swiéten, pendant de longs jours, sans pouvoir empêcher la
terminaison de la phlogose par suppuration.

Ces médecins croyaient même s'être montrés bien hardis,
lorsque dans certains cas exceptionnels, ils s'étaient permis
une application de cinq à six sangsues *loco dolenti*.

J'ai revu plus tard ces mêmes praticiens traiter militaire-
ment et sans préambule, en 1825-1826, ces mêmes affections,
par une seule application de quinze, vingt, vingt-cinq sangsues, suivant le cas, les faire avorter presque d'emblée, en obtenir la résolution complète dans l'espace de deux ou trois
nychthéméres.

10° « Avant d'aller plus loin, passons en revue les divers
modi faciendi de faire couler *goutte à goutte l'âme de
l'homme.*

Et à ce propos, vous vous précipitez sur le Coran pour nous
fournir l'explication de ce que vous entendez par ces mots
faire couler goutte à goutte l'âme de l'homme. Mais, mon
cher confrère, vous n'aviez pas besoin de courir à l'étranger,
d'emprunter surtout au code d'un peuple de brigands (nos
malheureux colons en savent bien quelque chose), le passage
que vous citez pour nous donner le mot de l'énigme. En vérité,
les preuves abondent partout; on les rencontre de tous côtés,
chez nous, dans l'histoire, comme dans nos souvenirs scolaires :
on n'a ici que l'embarras du choix. Laissez-moi goûter le plai-
sir de vous en rappeler quelques unes. . *Ament meminisse
periti* ; vous ne manquerez pas de vous montrer indulgent, je
pense, si je vais chercher ces mêmes preuves un peu haut et
un peu loin.

Vous n'ignorez pas que tous les peuples de l'antiquité ont

dit l'âme corporelle : ils ont cru la voir dans le sang, dans ce riche liquide qui porte la vie au sein de nos organes et que notre immortel Bordeu a métaphoriquement désigné sous le nom de chair coulante, comme vous savez.

Or, en partant de là et remontant les siècles, nous arrivons jusqu'à Moïse qui est pour nous l'écrivain le plus anciennement connu. Eh bien, nous trouvons là, dans le Pentateuque, c'est-à-dire dans les cinq livres qu'il nous a laissés, cette croyance établie de la manière la plus formelle ; et comme s'il craignait qu'on pût en douter, il le répète de toutes parts et il le donne comme une institution divine.

Malgré cela vous n'admettrez pas, j'espère, que c'est son farouche Éternel qui lui a dicté ces statuts, sur le mont Sinaï, dans ces entretiens intimes, ces familiers tête à tête qu'ils auraient eu fréquemment ensemble, comme il se plaît à le dire et à le répéter à tout propos. Il vous semblera plus naturel et plus logique en même temps de croire, aujourd'hui surtout que le fanatisme et la bêtise n'ont plus de prise sur nous, que l'adroit législateur a puisé ce sentiment chez les Egyptiens au milieu desquels il a vécu pendant tout le temps de la captivité.

La supercherie est connue ; Moïse a feint ces entretiens blasphématoires, avec son Dieu, sous les yeux, mais *un peu à l'écart*, de son petit peuple mutin, crédule, ignorant, pillard et grossier, afin de mieux réussir à le contenir. Et n'est-ce pas là du reste ce qu'ont fait tous les législateurs, avant la diffusion des lumières, Lycurgue, Solon, Numa Pompilius et tant d'autres jusqu'à Mahomet ?

Moïse, ai-je dit, a semé ces statuts un peu partout dans ses écrits ; vous en avez la preuve :

1° Dans la Génèse, au chap. ix, vers. 4 : « Vous ne mangerez point de *chair avec son âme qui est son sang.* »

2° Au Lévitique, chap. xvii, vers. 11 : « Car *l'âme* de la chair est dans *son sang.* »

3° Au même livre, même chapitre, vers. 14 : « Car *l'âme* de toute *chair* est dans *son sang*. Il lui tient lieu d'*âme.* »

4° Au Deutéronome, chap. xvii, vers. 23 : « Garde-toi seulement de manger du *sang* de ces bêtes ; car le *sang est leur âme*, et tu ne mangeras point l'*âme avec la chair* (1).

---

(1) Avant de quitter ce commandement, institué par Moïse, au nom de son Dieu, et sur lequel je n'aurais plus à revenir, il m'a paru utile de vous signaler une variante que l'on rencontre à ce sujet chez quelques traducteurs. Ainsi, M. De Genoude et plusieurs autres écrivains ont traduit par *vie* le terme hébreu que presque tous les traducteurs ont rendu par le mot *âme*.

Cette différence dans la traduction ne peut provenir, ce me semble, que de la richesse

Est-ce clair ?

De l'Egypte, le berceau des sciences, des arts et de la civilisation, cette croyance passa dans la Grèce, où l'importèrent incontestablement les philosophes, les sages de ce dernier pays : voilà pourquoi vous en trouverez la preuve dans les œuvres d'Hippocrate même. En effet, cet auteur, dans son livre, *De natura hominis*, en parlant d'une secte de médecins, qui n'admettait pas que l'homme, Ἀνήρ, *vir, homo,* fut composé de deux substances, s'exprime de la manière suivante : *Qui (medici) verô unum esse hominem asserunt... cum (sanguinem) hominis esse animum existimant.*

De l'ancienne Grèce, nous voyons ensuite passer cette croyance chez les Romains avec les lettres et les bienfaits de la civilisation. Quelques-uns de leurs poètes l'ont même chantée dans les écrits qu'ils nous ont laissés. C'est ainsi que vous avez pu le voir dans l'Enéide de Virgile, comme dans les Métamorphoses d'Ovide.

Dans l'Enéide, au premier chant, le poëte la met dans la bouche de son héros, au moment où sa flotte devient le jouet d'une affreuse tempête, dans cette violente imprécation :

> *ô Danaûm fortissime gentis,*
> *Tydide, nunc iliacis occumbere campis*
> *non potuisse, tuaque animam hanc effundere dextrâ !*

Au chant neuvième, et dans le sublime épisode de Nysus et Euryale, au sujet de la mort de Rhétus, le poëte y rend compte de cet accident par une expression tout à fait analogue :

> *Purpuream,* dit-il, *vomit illo animam.*

Et dans Ovide, vous avez pu la voir également dans cette sanglante apostrophe que l'ombre de Rémus lâchement assassiné par Romulus, son frère, jette à la face du berger Faustulus et d'Acca, sa femme, qui les avaient élevés.

> *Sæve celer, crudelem animam per vulnera reddat.*

De là cette croyance se répandit chez tous les autres peuples où les légions romaines portèrent leurs armes, leur législation et leurs mœurs. C'est probablement ainsi qu'elle a pu s'introduire chez les Arabes. Vous l'avez empruntée au Coran, eh

---

de la langue hébraïque, qui a deux termes pour exprimer la vie, *népheuch,* par exemple, qui veut dire au sens propre *souffle, respiration,* et *Haiah* ou *Chaïah,* qui signifie plus particulièrement la vie.

Il est à remarquer que dans les divers passages qui nous occupent ici, le mot *népheuch* signifiant proprement *souffle, respiration,* semble désigner plus spécialement l'âme humaine נפש. On rencontre aussi quelquefois ces deux mots joints ensemble : on les traduit alors par l'équivalent d'*animal vivant.*

bien ! vous la retrouverez encore dans le langage ordinaire de ce peuple sauvage, puisque les expressions *son âme s'est écoulée, son âme s'est répandue,* y sont très usitées.

J'ai dit qu'on rencontrait cette locution répandue un peu partout : assurément il ne vous est pas venu à l'esprit qu'on la recueillerait même dans des auteurs français. C'est cependant ce que je vais vous montrer; et s'il vous est possible de vous procurer l'ouvrage de Madame la baronne de Reizet, *Natalie ou les cinq âges de la femme,* vous pourrez y voir que l'auteur met dans la bouche de M. de St-Chamond cette violente menace : « Retirez-vous, misérable femme, ou je déchire à l'ins- » tant *l'appareil qui retient mon âme prête à briser ses* » *liens.* »

Et s'il vous convient de feuilleter en même temps *les Châti-ments* du grand poéte de nos jours, vous pourrez voir dans une pièce de vers qui a pour titre : *Ce que disait le Poète en 1848,* cette expression hardie, mais très nettement rendue. Permettez-moi de vous la citer :

Tu dois,
Dans cette guerre impie, abominable, infâme
Présenter la poitrine et *répandre ton âme.*

11° *Les Sangsues.* — Les sangsues offrent en pathologie, à l'homme de l'art qui les emploiera avec méthode et d'une manière rationnelle, une ressource au moins aussi puissante dans ses effets, aussi sûre dans ses résultats, que le quinquina dans l'intermittence, que les ferrugineux dans la chlorose !

Vous obtiendrez avec elles d'une manière certaine *l'engorgement* ou le *dégorgement,* la *congestion* ou la *désobstruction* à votre choix et quand vous le voudrez, en apportant certaines modifications pratiques dans l'usage que vous en ferez.

Ainsi, avez-vous besoin de provoquer un mouvement fluxionnaire, une dérivation sur les vaisseaux utérins ou hémorrhoïdaux pour détourner un travail phlogistique qui tendrait à s'établir avec plus ou moins d'évidence et de danger sur un organe important, le foie, le poumon, le cœur, le cerveau ? Faites appliquer des sangsues à la marge de l'anus chez l'homme, à la vulve chez la femme : faites coïncider, dans ce dernier cas, l'emploi du remède avec l'époque des menstrues; mettez-les en petit nombre, cinq, six seulement, répétez cette opération tous les jours pendant une huitaine de jours, revenez-y exactement tous les mois à la même époque et vous ne manquerez pas, après plusieurs applications successives, de voir se manifester le résultat désiré.

J'ai obtenu la guérison d'hémoptisies tenaces chez des individus, jeunes ou vieux, le dégorgement sub-aigu du foie, même une certaine amélioration chez un malade atteint d'hyper-
trophie du cœur, par cette seule médication.

J'ai quelquefois commencé le traitement par une petite saignée, que je pratiquais la veille de la première application de
sangsues : c'est surtout lorsque j'avais affaire à un malade
jeune, ou d'une bonne constitution.

Voulez-vous au contraire faire avorter une inflammation
bien caractérisée au périnée, à la matrice, un bubon, une or-
chite, une gastrite, une péritonite, etc., etc. ? mettez les sangsues en masse et vous ne manquerez jamais d'obtenir un dégorgement suffisant pour imposer promptement un terme à la
phlogose. Deux ou trois faits comme spécimen, sans tenir
compte de ceux que j'ai publiés ailleurs, suffiront, je pense,
pour établir cette vérité.

J'ai fait avorter la phlogose traumatique du périnée chez un
individu de 30 à 35 (de St-Jean-de-Ceyrargues, Gard) qui était
tombé d'un étage supérieur, à califourchon, sur un madrier,
par une seule application de vingt-cinq sangsues, sur le siége
du mal.

J'ai obtenu le même résultat pour des bubons chez des jeunes gens de 18 à 25 ans, par des applications de 15 à 20 sangsues à la fois. Quand j'ai eu à traiter, par exemple, des orchi-
tes, je n'ai jamais prescrit moins de vingt à vingt-cinq annélides. Le résultat a toujours été le même, la résolution instan-
tanée et complète de l'inflammation.

J'ai réussi à faire avorter en deux jours une métro-péritonite
aigue, existant depuis cinq jours chez une femme de trente-
six ans qui en était à son dixième accouchement, par une seule
application de 40 sangsues dans la fosse iliaque gauche. Madame Salle, née Clavel, originaire de Codognan, près Nîmes,
qui fait le sujet de cette observation, affirmait aux personnes
qui la soignaient qu'elle sentait revenir ses forces à mesure
qu'elle perdait son sang.

Enfin, j'ai obtenu la résolution immédiate et complète d'une
métrite de médiocre intensité chez la femme d'un de mes amis
de Bougie, par *une seule application de huit sangsues au
col de l'utérus.* La maladie durait depuis quelque temps ; elle
avait succédé à des cautérisations intempestives, pratiquées par
un chirurgien militaire, pour des granulations, qui existaient
encore, du moins en partie.

La guérison a été si radicale que Mme R... N... est devenue enceinte peu de temps après ; je dois ajouter même que
la grossesse et l'accouchement ont eu lieu dans les meilleures

conditions et que cette dame en est en ce moment à une nouvelle grossesse.

Vous aurez été peut-être surpris que je me sois borné, dans cette dernière circonstance, à un nombre de sangsues en apparence fort restreint ; il ne faut pas que cela vous étonne. Outre que vous avez dû remarquer une différence assez notable dans l'intensité de la phlegmasie, je vous ferai observer que dans ce dernier cas les annélides ont été posés au col de l'utérus Or, j'ai toujours pu me convaincre que, appliquées sur l'organe même, les sangsues donnaient lieu à une perte de sang beaucoup plus abondante, eu égard au petit nombre de sangsues employées, que lorsque l'application en avait été faite extérieurement à l'hypogastre ou dans la fosse iliaque.

Si l'on n'agissait pas, dans ces circonstances, avec une pareille circonspection, lorsqu'on opte dans l'emploi de ce moyen, pour cette place, on se verrait quelquefois obligé d'avoir recours au tamponnement pour empêcher une trop grande déperdition des forces, à cause de l'abondance avec laquelle le sang (1) s'échappe des piqûres.

Quant à l'ophthalmie, si l'on évite de la combattre par des annélides mises près de l'œil enflammé, c'est parce que l'on a vu le plus généralement cette médication aggraver le mal, cela tient à deux causes, d'abord à ce que l'application a été faite avec trop de timidité et trop près de l'organe lésé, mais surtout à cause des dispositions anatomiques du globe de l'œil lui-même.

En effet, l'organe de la vue est protégé extérieurement par des membranes d'un tissu dense, très serré, inextensible ; il est pourvu d'une fort petite proportion de tissu cellulaire très dense aussi et de vaisseaux sanguins d'une excessive ténuité. Cette organisation d'une heureuse prévoyance s'oppose naturellement à ce que l'inflammation s'accompagne jamais ici de cet engorgement sanguin manifeste, considérable que l'on observe ailleurs, sur des parties plus richement pourvues de tissu cellulaire lâche, de vaisseaux sanguins abondants et contre lesquels les applications de sangsues agissent d'une façon vraiment merveilleuse.

Il serait dès lors irrationnel de vouloir user de la même médication pour des états qui offrent entr'eux si peu d'analogie. Je conviens cependant que ce remède peut avoir un certain degré d'utilité, ne serait-ce que pour parvenir à modérer l'é-

---

(1) Je rapporterai à l'appui de cette assertion, et dans une autre publication, un cas d'avortement survenu à la suite d'une application de 6 sangsues seulement au col de l'utérus faite par une sage-femme.

réthisme nerveux qui existe toujours, mais à la condition d'en user plus largement et d'en faire l'application sur des parties éloignées, telles que les apophyses mastoïdes, le dessous de l'angle du maxillaire inférieur, le trajet des carotides, l'anus, la vulve.

Heureusement que si les sangsues ne donnent pas toujours de bons résultats dans l'ophthalmie, il n'en est pas de même de la phlébotomie qui agit ici d'une manière souverainement heureuse quand on a soin de la faire largement spoliative.

J'ai même l'intime conviction, permettez-moi cet excès de confiance dans ce *modus medendi* qui m'a donné tant et de si magnifiques résultats, que si l'on y avait plus facilement recours en Algérie chez les indigènes, juifs ou musulmans, on y rencontrerait beaucoup moins d'individus privés d'un œil ou complètement aveugles.

Quant à l'entorse, les tissus fibreux qui concourent à la formation et à la solidité de l'articulation tibio-tarsienne, présentant une organisation anatomique en quelque sorte analogue à celle qui existe à l'égard du globe de l'œil, sauf l'élément nerveux, qui y est en moins, les annélides que nous savons être généralement nuisibles dans un cas produiront par la même raison de mauvais effets dans l'autre.

Je n'ai pas à m'arrêter sur le topique dont vous célébrez les merveilleuses propriétés, ne l'ayant jamais employé ; mais nous connaissons depuis longtemps les propriétés résolutives de l'eau de Goulard, additionnée d'alcool ou de teinture d'arnica, ce qui, pour le dire en passant, l'assimile presque tout à fait à votre topique; nous connaissions encore les propriétés résolutives de la décoction de fleurs de sureau, de l'eau-de-vie amphrée, des irrigations d'eau froide, etc., etc.

Ces divers moyens ont été employés, on le sait, avec plus à moins d'avantage dans les cas de contusions, meurtrissure ; mais comme résolutifs dans les engorgements inflammatoires bien caractérisés *traumatiques* ou *non*, jamais ; dans les accidents traumatiques, lorsqu'on a à redouter une trop grande violence de la part du mouvement réactionnaire, on les a utilisés, il est vrai, mais *à titre préventif*, et non à *titre curatif.*

12° « J'ai succédé à S. S. (Loire) — vraisemblablement
» Saint-Symphorien-de-Lay — à un excellent confrère, qui ne
» connaissait qu'un seul mode de traitement, les émissions
» sanguines. Hommes, femmes, enfants, forts ou faibles, dans
» toutes les saisons et *quelle que fut leur maladie*, tous ses
» clients y passaient. »

Que vous dirai-je de cet excellent confrère, qui saignait partout et toujours ? C'était sa marotte, que voulez-vous ? On en voit bien d'autres... Et ceux qui ne saignent dans aucun cas, n'ont-ils pas la leur aussi ?

Mais, à propos de marotte ? Ce professeur de la ville médicale à qui l'on a vu prescrire un jour, sans distinction d'*âge* et de *maladie* 25 grains (1 gram. 25 centigr.) d'ipéca en poudre à tous les malades situés au côté droit de la salle d'hôpital et la même dose, le lendemain, à ceux qui occupaient le côté gauche, n'avait-il pas sa marotte aussi ?

Et ce professeur de la Faculté de Paris qui s'obstinait à voir un signe caratéristique de l'espèce humaine, dans la faculté qu'a l'homme, *mingere ad parietes*, n'avait-il pas sa marotte, lui, encore? *Et mulier? Et canis?* Et les Arabes, qui ont commis un si grand péché, en urinant debout, qu'ils ne peuvent plus servir de témoin en justice? (De la loi musulmane, *Moniteur de l'Algérie*, 11 et 12 févr. 1884, n° 35). Mais c'est assez s'occuper de ces excentricités, passons à la maîtresse d'hôtel ; le sujet en vaut la peine.

« Je donne, dites-vous, depuis plus de vingt ans, des soins à » une femme, âgée de 58 ans et pesant 130 kilogs. Maîtresse » d'hôtel, elle n'a jamais fait d'autre exercice que le tour de » son fourneau, en *soufflant comme un bœuf* ; sa *face est vultueuse* et ses *yeux sans cesse injectés*. »

A nous en tenir strictement au récit bien écourté que vous avez fait de l'état de cette malade et du traitement auquel elle a été soumise par votre prédécesseur d'abord et par vous qui vous êtes borné ensuite à suivre le même mode de traitement, on s'aperçoit bien vite que vous n'avez fait ici qu'une médecine de symptôme, que vous ne vous êtes ni l'un ni l'autre enquis du genre de maladie dont elle était atteinte. Vous la saignez, parce qu'elle avait la face vultueuse, qu'elle était oppressée, sans rechercher qu'elle pouvait être la cause de ces phénomènes. Un peu de diagnostic, puisque c'est par là que le praticien doit commencer avant d'instituer le traitement, n'eut pas été sans importance dans le cas qui nous occupe. Petit Radel l'a dit : *qui sufficit al cognoscendum, sufficiet ad sanandum* (1) ; et le célèbre Courty l'a répété avec non moins de justesse. « *La précision du diagnostic* et l'opportunité du traite- » ment sont les seuls garants du succès dans la pratique (2). » Avez-vous satisfait à ces deux conditions ?

Votre malade avait la *face vultueuse*, les *yeux sans cesse*

---

(1) Institutions de médecine.
(2) Traité des mal. de l'Utér. et de ses annexes.

injectés, elle *soufflait comme un bœuf*, pour me servir de votre expression. Ces trois symptômes paraissent caractériser l'emphysème pulmonaire ou tout au moins une bronchite capillaire habituelle : en tout cas ils sont pathognomoniques d'une affection chronique des organes respiratoires, l'une des divisions du trépied vital. L'auscultation aurait pu dire nettement de quelle affection il s'agissait.

Le traitement que vous avez suivi dans cette affection que vous pouviez ne recevoir que sous bénéfice d'inventaire a été purement *palliatif*; il était insuffisant pour vous donner d'autres résultats qu'un soulagement tout à fait *précaire* et *momentané*. Comme traitement vraiment curatif, ni vous ni votre prédécesseur vous ne vous en êtes pas occupés. Permettez-moi de vous dire, si j'avais été chargé de soigner cette femme, ce que j'aurais fait sinon pour obtenir le retour de la santé, du moins pour un état voisin de la guérison :

1° J'aurais débuté par une saignée *ad sudorem*, non en vue de désemplir les vaisseaux, comme vous le faisiez, mais pour appeler vers la peau un mouvement fluxionnaire énergique et capable de contrebalancer et de ruiner celui qui s'opérait sur le poumon : *contrari contrariis curantur*. En cas de non réussite :

2° J'aurais prescrit le jour suivant une application de trois sangsues à la face interne de chacune des *labia pudendi*, j'aurais exigé que cette application fût renouvelée tous les jours pendant huit jours de suite, et qu'on y revînt exactement tous les mois, à la même époque et de la même façon.

J'aurais fait coïncider l'emploi de ce moyen avec l'époque à laquelle avait lieu d'ordinaire l'écoulement périodique menstruel.

3° J'aurais fait donner à la malade trois fois par jour, le matin, à midi et le soir, à l'heure du coucher, un verre de lait de chèvre *arsénical*; ce moyen constitue à mes yeux le plus puissant modificateur des lésions chroniques du poumon que possède la thérapeutique.

4° Enfin j'aurais empêché toute espèce de refroidissement en laissant la malade *constamment* plongée dans une température de 15 degrés centigrades.

Ce traitement, le seul rationnel, aurait remédié à l'état des lésions, bien autrement que vous n'auriez pu le faire avec vos saignées qui n'ont été pratiquées qu'en vue de *l'habitude prise* et dont vous n'avez cessé l'usage que *par lassitude* (sic) : et non dans l'intérêt du sujet.

13° « Jusqu'où peut-on porter la saignée ? »

Après l'observation pleine d'intérêt que nous venons de voir et au sujet de laquelle j'aurais eu bien des choses à dire encore, si le poète, *esto brevis*, et les bornes qui me sont imposées par la nature de ce travail avaient pu me le permettre, j'éprouve le besoin de vous adresser une simple réflexion :

« Il s'agit, dites-vous, d'une femme de 42 ans, éprouvant
» souvent des *congestions sanguines vers la tête* et à laquelle
» on aurait appliqué, dans l'espace de 20 ans, 8,190 sangsues
» et pratiqué 1,118 saignées, soit, ajoutez-vous, en moyenne
» une saignée et huit sangsues par semaine.

» Cette femme est *pâle, maigre, faible*, vous auriez même
» pu dire avec vérité qu'elle était *exsangue* ; cela n'a pas paru
» vous étonner ni moi non plus, mais ce qu'il y a de remar-
» quable, continuez-vous, c'est qu'elle est *toujours atteinte*
» *des mêmes lésions que l'on combat encore par les mêmes*
» *moyens.* »

Vous avez recueilli ce fait à la page 124 du Répertoire médical pour l'année 1854 et vous le rapportez, peut-être pour nous apprendre que le Docteur Prestro, de Caen, en a déduit ce plaisant axiome : *il est impossible d'empêcher les habitudes fluxionnaires établies par la nature elle-même !* Ou peut-être, pour venir nous dire, comme en sous-œuvre, que vu la *rapidité avec laquelle le sang se reproduit, les saig des ne peuvent posséder aucune propriété médicatrice, ni préven-tive, ni* déplétive (quoi qu'on ait largement désempli les vais-seaux), *qu'il faut par conséquent les proscrire.*

Ignorerait-on cette loi de l'économie humaine en vertu de laquelle la santé ne peut exister que tout autant que le sys-tème sanguin et le système nerveux sont maintenus dans un état de parfaite harmonie ; que la maladie surgit aussitôt que l'équilibre est rompu, que l'un des deux exerce la suprématie aux dépens de son antagoniste ?

Sanguis moderator nervorum, c'est un axiome d'une éter-nelle vérité, vous ne l'ignorez pas.

Et dans le cas qui nous occupe, pouvons-nous dire que la balance existe ? assurément non. Les émissions sanguines que l'on a pratiquées avec une sorte de fureur témoigneraient su-rabondamment, s'il pouvait exister le moindre doute, que le système sanguin est en défaut et que c'est du côté des nerfs que vient le mal, selon cet apophthegme, *sanguis moderator nervorum,* passé à l'état de principe.

Au reste, le Docteur Beau, que vous citiez tout à l'heure, l'a dit en termes formels : *les émissions sanguines affaiblissent le malade... diminuent la proportion des globules tout en augmentant la fibrine.*

Il est évident dès lors, qu'après avoir pendant 20 ans fait à cette malheureuse femme une saignée et appliqué huit sangsues par semaine, ce ne sont pas *les globules en excès* qui la rendent malade ; ce n'est que de la sérosité qui circule dans ses vaisseaux ; il faut donc chercher ailleurs la cause de ses souffrances. Et où donc ? si ce n'est dans les nerfs !

Faut-il s'étonner d'ailleurs qu'après ce tour de force inimaginable, après cette méthode thérapeutique si affreusement débilitante, la victime soit *si pâle, si maigre, si faible.*

Et ce qu'il y a de monstrueux dans cette observation, c'est qu'après avoir soustrait tous les globules, on n'hésite pas à nous répéter, contre toutes les lois de la raison, que *cette malade est encore en proie à des congestions sanguines.* Qu'est donc devenue pour eux cette vérité que nous a léguée Hippocrate, *curationes morborum naturam ostendunt ?* l'a-t-on proscrite aussi, comme on l'a fait de la saignée ?

Vous le voyez donc, mon cher confrère, ce ne sont pas des congestions sanguines qui ont assiégé pendant 20 ans cette infortunée ; croyez-le, je vous prie, en dépit même de ces *farouches saigneurs,* qui auraient fait rougir de honte les Bolal, les Bosquillon, les Broussais même : ce sont des *névralgies* et pas autre chose. Et puisque la maladie a résisté pendant vingt ans à ce régime appauvrissant et ruineux, pourquoi ne pas essayer d'une médication contraire ? Pourquoi ne pas soumettre le sujet à l'influence d'un traitement restaurant et réparateur ? Et n'était-ce pas le cas d'employer concurremment l'alcoolature d'aconit ?

Et c'est de ce même fait que vous déduisez cette conséquence que le sang se reproduit avec une très grande facilité dans l'économie animale ; mais se reproduit-il avec ses éléments constitutifs normaux et croyez-vous qu'on les y retrouverait, ces éléments, dans la proportion exacte où ils existent dans l'état de santé ? Et notamment pour le sujet qui nous occupe, pensez-vous qu'on retrouverait chez cette femme le même nombre de globules que le jour même où elle est tombée malade ? Il faut le demander à Beau et à Pétrequin, les maîtres de la science.

14° DE L'APOPLEXIE, DE LA MÉNINGITE CÉRÉBRO-SPINALE, DE LA FOLIE.

A. *De l'apoplexie.*

« Le système circulatoire encéphalique étant renfermé dans
» une boîte solide, non extensible et sans communication avec

» l'air extérieur, échappe aux lois de la pression atmosphéri-
» que; en conséquence il ne peut s'opérer aucun changement
» matériel dans la quantité absolue du sang qui circule dans
» le crâne, et les évacuations sanguines, quelqu'abondantes
» qu'elles soient, ne diminuent en rien la quantité de sang qui
» circule dans la tête. »

C'est là ce que vous écriviez en 1843, et depuis cette époque
déjà éloignée, qui marque vos premiers pas dans la carrière
médicale, la voix de l'expérience n'a modifié en rien vos pré-
tentions. C'est toujours le même *delenda Carthago !*

Mais puisqu'il en est ainsi, expliquez-moi, je vous prie,
pourquoi les carotides battent avec tant de violence dans tous
les cas de fièvre cérébrale et pourquoi chez le jeune Viallat
(observation n° 2 du Mémoire précité) on percevait, à travers
la fontanelle et à chaque pulsation, des battements pareils à
des coups de marteau et pourquoi ce symptôme pathognomo-
nique tumultueux a brusquement cessé après une large émission sanguine?

Si ce ne sont pas là des preuves matérielles, des témoigna-
ges irrécusables que dans toute phlegmasie aigue du cerveau,
cet organe devient le siége d'une hypérémie énergique, d'une
congestion sanguine formidable, par quels indices pourrait-on
l'établir?

Une fois cette vérité démontrée, que le *raptus sanguinis*
s'opère de ce côté en proportion beaucoup plus energique qu'à
l'état normal, en vertu de cette loi éternelle de la nature vi-
vante, *ubi stimulus, ibi fluxus*, il ne me restera plus qu'à
prouver qu'il en est exactement de même dans l'apoplexie ou
hémorrhagie cérébrale.

Et, pour faire cette preuve, il me suffira, j'espère, d'établir
sinon l'identité, du moins les liens d'intime parenté qui existent entre ces deux états morbides, la fièvre cérébrale et l'apoplexie. Ce travail démonstratif ayant été déjà fourni par celui
de tous les observateurs connus qui a jeté le plus de lumières
sur les affections cérébrales, l'immortel auteur des *Lettres ana-
tomo-pathologiques sur l'encéphale*, je n'aurai plus qu'à rapporter ses propres expressions. Ce témoignage en vaut bien un
autre, ce me semble.

« Toutes les hémorrhagies, excepté peut-être les hémorrha-
» gies scorbutiques, sont dues à une *congestion sanguine*,
» accompagnée de symptômes locaux et généraux qui pour-
» raient également annoncer une inflammation commençante :
» car la congestion hémorrhagique et la congestion inflamma-
» toire ne diffèrent l'une de l'autre qu'en ce que la première
» est plus brusque dans son début, moins régulière dans sa

» marche, et plus prompte dans sa terminaison, tandis que
» l'autre se développe avec plus de lenteur, de régularité et
» persiste avec plus de tenacité : encore existe-t-il entre ces
» deux espèces de fluxion des nuances intermédiaires qui les
» lient d'une manière plus intime. » (Lettre 1re, § XVII).

B. *Méningite cérébro-spinale.*

Après les développements dans lesquels vous êtes entré au
sujet de l'apoplexie ou hémorrhagie cérébrale, vous passez à
l'étude de la méningite cérébro-spinale; mais ce travail ne
vous prend ni beaucoup de temps ni beaucoup d'espace : vous
êtes bref, en effet, et ce qu'il y a vraiment de remarquable en
tout ceci, c'est que tout en essayant de réfuter ce que j'ai dit
d'utile au sujet de la saignée *ad sudorem* dans le traitement
de la fièvre cérébrale, vous veniez m'opposer la proscription
dont elle a été l'objet de la part du docteur Boudin, dans la
cure d'une maladie non-seulement qu'il ne veut pas reconnaî-
tre pour une méningite mais qu'il affirme n'être autre que le
typhus qui a régné en France dans les années 1814 et 1815.

Et puis, mon cher confrère, pour donner à entendre que
vous ne mettez aucune différence entre la *méningite cérébro-
spinale* et la *méningite proprement dite*, vous faites intervenir le très distingué vétérinaire dont il a été déjà question,
pour lui faire dire avec complaisance qu'autant il a saigné de
bœufs *atteints de vertige* autant il en a perdus.

Est-ce que le typhus dont parle Boudin, qui s'accommode
mal des émissions sanguines, aurait par hasard atteint la race
bovine ? S'il faut en croire votre ami, il en serait ainsi ; puisque
le traitement qui a été contraire dans un cas, l'a été également dans l'autre..... *risum teneatis amici ?*

D'un autre côté, vous vous gardez bien de dire que, quoique
ayant presque le même nom, il y a cependant une différence
immense entre la *méningite cérébrale,* qui est toujours spo-
radique, frappe *notamment les enfants,* atteint aussi quelquefois les adultes, et entre la *méningite cérébro-spinale* qui
n'a paru qu'à l'état d'épidémie et n'a guère sévi que sur des
militaires.

Et puis vous semblez rapporter à Boudin l'honneur d'avoir
découvert le danger des émissions sanguines dans cette maladie et en même temps la haute efficacité des opiacés : vous
ne manquez pas de citer deux mémoires à l'appui, l'un de
1853 et l'autre de 1854.

Vous seriez dans une grave erreur si vous le croyiez ainsi.
Il y avait longtemps que d'éminents pathologistes avaient ap-
pelé l'attention du public là-dessus; pour vous le démontrer il

me suffira de citer les œuvres du docteur Chauffard (d'Avignon).
Cet auteur a observé par deux fois l'épidémie, en 1840 et 1841,
et dans ses œuvres qu'il a publiées en deux volumes, en 1848,
il traite de cette épidémie (1), cite ses revers des premiers
jours et proclame les nombreux succès qu'il a retirés des
opiacés, prescrits à dose plus élevée qu'à l'ordinaire, même à
haute dose, aussi voyons-nous ce célèbre praticien s'écrier
dans un juste élan d'admiration : « Tant il est vrai qu'une ma-
» ladie qui se présente sous de redoutables influences d'épi-
» démie, brave les méthodes de traitement les plus utiles, les
» plus rationnelles, même dans les temps ordinaires!... »

Après le simple coup d'œil rapidement esquissé sur la méningite, vous vous empressez d'indiquer les propriétés médi-
cales de l'alcoolature d'aconit contre l'insolation, et à ce propos vous croyez devoir nous informer que le professeur Teissier a fortement préconisé ce médicament dans les cas de névralgies, *à l'exclusion de toute émission sanguine.*

Mais, monsieur et très honoré confrère, ce sont là des pratiques, je crois, que nul n'ignore ; il y avait déjà longtemps
que Bouchardat nous avait initié aux belles recherches du célèbre pathologiste de Lyon. Mais ce qu'ajoute l'éminent professeur de la Faculté de Paris (2) et qui caractérise parfaite-
ment l'usage que l'on doit faire de cet agent thérapeutique, et
ce que vous ne dites pas, c'est que l'alcoolature d'aconit agit
avec beaucoup moins d'efficacité contre les douleurs provenant
de maladies inflammatoires et aussi contre les rhumatismes où
l'élément phlogistique est en jeu, que dans les affections dou-
loureuses qui reconnaissent pour cause une fluxion séreuse ou
catharrale.

Je vous ferai même remarquer encore qu'en insérant cette
communication dans les deux ouvrages que je viens d'indiquer,
Bouchardat ne dit point que ce remède doive avoir lieu *à l'exclusion de toute émission sanguine,* comme vous l'indiquez.

Je tiens en effet ce pathologiste pour un auteur trop exact,
trop sérieux, trop sincère pour avoir omis cette clause si
Teissier l'avait signalée. Et puis, de bonne foi, cet expérimen
tateur pouvait-il croire, et Bouchardat pouvait-il répéter qu'on
verrait un jour des praticiens s'acharner à combattre la né-
vralgie par la saignée et même par la saignée à outrance ?

Le professeur de Paris, tout comme celui de Lyon, je sup-

---

(1) Tome 1, page 156 et suivantes, sous le titre de *Fièvre cérébro-spinale épidé-
mique des hivers 1840 et 1841, traitée par l'opium.*

(2) *Manuel de Matière méd. et de Thérap.,* 4ᵉ édit. Tome 1, pag. 117, et *Formul.
Magist.,* 11ᵉ édit. pag. 114, par Bouchardat.

pose, se garde bien de faire de la médecine spéculative lorsqu'il parle de la saignée : il a su si bien en apprécier les avantages, ses expressions à ce sujet sont si correctes que le doute ne saurait être permis :

« L'emploi de ce remède, dit-il en effet, dirigé par une main
» habile, a une efficacité incontestée dans *les maladies aigues*,
» d'après l'observation des praticiens de *tous les temps* et de
» *tous les pays*. Elle est utile dans presque toutes les inflam-
» mations des membranes et des parenchymes ; et celle qui
» la réclame le *plus impérieusement est la pneumonie*, » soit
dit par anticipation.

15°. — *Folie Andromaniaque*.

Je ne m'attendais pas à trouver ici une observation de ce genre ; n'importe : vous la rapportez, je vous en remercie ; elle sera féconde en enseignements.

J'aurais pu sans doute, comme le fait dire Casimir Delavigne à l'un de ses personnages, ne pas en parler.

> Dans une chose à faire, on dit son sentiment,
> C'est du moins mon système et quand la chose est faite,
> J'ai pour système aussi de la trouver parfaite.

Mais il a m'a semblé que les réflexions que j'avais à vous soumettre, à ce sujet, pouvaient être utiles, le cas échéant, et alors je me suis laissé aller au devoir.

Si je voulais vous demander pourquoi vous nous communiquez cette observation, la réponse serait facile à trouver. Vous désirez montrer combien il serait périlleux de recourir contre ce qu'on appelait prosaïquement autrefois la *passion utérine*, à l'usage des *émissions sanguines*, notamment aux *sangsues en application au périnée*. J'ai bien, je crois, traduit fidèlement votre pensée.

Eh bien ! mon cher confrère, permettez-moi de vous le dire, votre exemple me paraît mal choisi et si je ne me fais pas illusion, vous nous donnez une arme pour vous combattre.

En effet, en me plaçant à votre point de vue, si je veux savoir *à priori* quel sera le résultat de la prescription par trop timide que vous avez formulée *quinze sangsues au périnée*, vous allez me fournir vous-même la réponse ; je copie textuellement vos propres expressions, au chapitre *de la sangsue*, alinéas 3 et 4.

» A quoi servent ces petites bêtes ? — Sous prétexte *de dé-*
» *semplir* un foyer sanguin, elles le *remplissent ipso facto*.
» Sous prétexte de *désobstruction*, elles font, tout au contraire
» *de l'hémospasie...*

» N'est-il pas vrai que si nous *appliquons des sangsues à*
» *l'anus*, à la *vulve* ou au *col de la matrice*, nous voyons, se-
» lon notre désir, *s'engorger les vaisseaux hémorrhoïdaux*,
» *congestionner l'utérus*, etc., etc. » Est-ce clair ?

Or, si les sangsues sont incapables de produire le dégorgement des parties lésées, si elles activent même la fluxion, il
est évident, il est incontestable que dans cette circonstance
vous en avez fait un mauvais usage : vous avez agi en sens
inverse de l'indication qu'il y avait à remplir.

Cela posé, laissez-moi vous dire ce que j'aurais fait à votre
place :

Cette fille n'a que 22 ans, vous avez même ajouté qu'elle
était forte et vigoureuse et qu'on l'avait conduite à votre hôpital pour la *rafraîchir*. L'avez-vous fait ?

Atteinte d'une affreuse monomanie à laquelle sa constitution
virile prêtait un dangereux appui, cette jeune personne aurait
supporté le traitement débilitant le plus énergique, il n'y a pas
à en douter : il y avait comme on dit « de l'étoffe » chez elle ;
les circonstances étaient graves ; elles commandaient de la
manière la plus impérieuse d'agir vigoureusement, de frapper
un grand coup, un coup décisif. C'est dans des conjonctures
pareilles qu'Hippocrate enseignait à ses disciples qu'il *fallait*
aux grands maux opposer les grands remèdes (1).

J'aurais débuté par une large saignée du bras, par une saignée *ad sudorem*. Ce remède employé comme j'ai l'habitude
de le faire est le plus puissant *rafraîchissant* que nous ayons à
demander à la thérapeutique. Si vous en doutiez, je pourrais
apporter en témoignage les paroles sentencieuses du grand pathologiste qui a jeté le plus vif éclat sur l'Italie, de Prosper
Martian : *per lipothimiam corporis habitus refrigeratur*
quàm maxime, sensibus torpor inducitur ulmeritò et in-
flammationibus maximis doloribusque vehentissimis con-
ferre dicatur, hanc qnidem in doloribus observavi ut non
possim satis explicare quàm eximiò eos tollat. (2)

Immédiatement après cette large spoliation sanguine, si la
hideuse névrose se fût montrée quelque peu réfractaire, j'aurais prescrit un grand bain tiède dans lequel la malade aurait
été maintenue quatre à cinq heures, aurait reçu à plusieurs re-
prises d'abondantes irrigations vaginales froides. Il va sans dire
qu'on n'aurait pas ménagé les calmants à l'intérieur : et ici les

---

(1) Ἐς δέ τα ἔσχατα νοσήματα αἱ εσκαται θεραπεῖαι ες ακριβειήν κρα-
τισθαι.

(2) Prosper Martian. Op. Hippocr. Interprétationes.

opiacés, les solanées, le cyanure et le bromure de potassium auraient pu fournir d'excellents auxiliaires.

Et si, contre toute attente, ce traitement essentiellement rationnel et puissant n'avait pas suffi pour éteindre sur place la névrose, pour rappeler une expression consacrée par Chauffard, j'aurais eu recours aux sangsues, mais en agissant tout autrement que ce qui a été fait.

J'aurais fait coucher cette fille sur le dos, on aurait ramené les jambes dans une forte abduction, on aurait écarté les *labia pudendi* et passez-moi l'expression, j'aurais bourré de sangsues toute la face antérieure des parties sexuelles, en comprimant même fortement les annélides afin qu'elles pussent pénétrer jusques dans l'intérieur du vagin. Ce n'était pas trop, croyez-le, d'en prescrire une cinquantaine. C'est ainsi que j'ai obtenu promptement la guérison d'une pareille névrose chez la demoiselle M..., qui habitait le village d'Aubais, dans le Gard, *ab uno disce omnes*. Et puis en voulez-vous une autre preuve, celle-ci tirée de l'Hippiatrique ? Demandez-la aux vétérinaires. Ils vous apprendront que lorsqu'une jument a été saillie plusieurs fois et infructueusement, si l'on a de solides raisons pour croire que la fécondation n'a pas eu lieu parce que la femelle est trop ardente, il suffira de la faire saigner dans le vagin, immédiatement avant de la présenter à l'étalon, pour être à peu près certain qu'au bout de onze mois de gestation il arrivera un poulain ou une pouliche. J'en ai fait l'expérience sur une jument de race camargue qui me servait autrefois de monture. L'opération réussit à merveille.

Vous allez dire peut-être que vous n'avez pas pu vous arracher aux obsessions dont on vous accablait, que ce n'a été qu'avec une vive répugnance que vous avez tracé la fatale ordonnance : on tiendra peu de compte de ces considérants et ce public toujours un peu malin et souvent ingrat, comme vous savez, raisonnant ici par *post hoc, ergo propter hoc*, ne vous pardonnera pas de vous être ainsi mollement laissé aller dans l'exécution d'une chose peu utile en elle-même, il vous pardonnera bien moins encore de vous être montré le *lendemain sans pitié* envers cette naïve sœur... qui au fond, vous dira-t-il, n'était pas la vraie coupable. Oh ! que la médecine a de mauvais côtés, direz-vous alors !!

16° — *De la Pneumonie.*

« La médecine lyonnaise en est venue à proscrire, *presque
» absolument*, les émissions sanguines dans le traitement de la
» pneumonie, en faveur d'un remède *sûr, sérieux, éprouvé,*
» l'oxyde blanc d'antimoine par précipitation. »

Et la saignée qui compte plus de deux mille ans de service actif, qui a survécu à tant de terribles luttes, à de si rudes assauts, n'est-elle pas un remède *sûr*, *sérieux*, *éprouvé* ? Que vous faudra-t-il donc pour qu'un médicament puisse recevoir désormais un brevet d'utilité, si la sanction des siècles et l'approbation de tant de grands maîtres ne vous suffisent plus ? Serait-ce par hasard la nouveauté ? ô inconstance des hommes que de fautes commettons-nous en ton nom !

Dieu me préserve de vouloir diminuer en rien la haute admiration que vous avez vouée aux praticiens de Lyon en général et au professeur Teissier en particulier ! Je reconnais avec vous qu'ils ont tous bien mérité de la science et de l'humanité ; mais mon respect a des limites et ne m'aveugle pas. Sans doute, on ne saurait sans injustice refuser aux hommes qui travaillent à l'avancement des sciences humaines la part d'éloges qui leur revient, mais l'éclat dont jouissent aujourd'hui certaines illustrations pourrait-il par hasard nous fatiguer la vue au point de ne pas distinguer ce qui se passe à quelques pas de nous, au point de nous montrer ingrat envers nos devanciers !

Extasiez-vous à votre aise devant ces hommes honorables qui s'efforcent de substituer à la saignée des moyens plus simples, d'une administration plus facile ; mais gardez-vous d'accuser ce remède puissant d'avoir causé tous les maux qu'on met abusivement à sa charge et qui ne sont le plus souvent imputables qu'à l'impéritie de ceux qui y ont eu recours ou à l'imperfection de leurs méthodes. Son usage est forcé dans une multitude de circonstances graves, vous le reconnaissez vous même, et l'expression *presque absolument* que vous avez admise dans la rédaction de votre texte le prouve surabondamment.

Pour ma part, j'ai trop vécu de la vie médicale pour ne pas être au courant de ce qui se passe en ce moment à Lyon au sujet de la pneumonie et de l'usage que l'on fait contre elle de l'oxyde de blanc d'antimoine, pour ne pas savoir aussi ce qui se faisait à Paris, au temps de Trousseau à l'égard de la même phlogose et de ce même remède qu'il a eu, lui, entr'autres mérites, celui de l'avoir retiré de l'oubli dans lequel il était injustement tombé.

J'y ai eu fréquemment recours et même avec avantage, je ne saurais le nier, mais je ne l'ai guère employé que chez les enfants trop jeunes pour être saignés, chez quelques femmes grosses et chez les hommes dont la constitution était usée ; en un mot, dans tous les cas où les émissions sanguines générales ne m'ont pas paru nettement indiquées ; mais les services qu'il

m'a rendus sont loin de me faire oublier ceux bien plus nombreux et bien plus significatifs que j'ai dus, dans les mêmes
circonstances, à la saignée *ad sudorem*. Mes observations per-
sonnelles, en effet, ne peuvent me permettre de mettre en paral-
lèle dans le traitement de la pneumonie aucune des méthodes
généralement adoptées avec celle que j'ai inaugurée. Le quinquina lui-même ne m'a jamais paru fournir contre l'intermittence, dans laquelle il agit avec tant d'avantage, de plus bril-
lants résultats : ses effets ne sont ni plus rapides ni plus cons-
tants et les convalescences que l'on observe, lorsque l'orage est
conjuré, ne sont en général ni aussi franches ni d'aussi peu de
durée.

Quant au fait que vous avez été bien aise de nous présenter
comme bouquet, j'en profite pour vous déclarer ici, à la face
de tous, que cette observation n'a en rien ébranlé mes convictions, au sujet de l'opportunité et de la puissance abortive de la
saignée dans le traitement de la pneumonie inflammatoire, à la
condition toutefois de l'employer d'après les règlesque j'ai tra-
cées.

La manière dont on a cru devoir l'utiliser chez le pauvre
malade (*Montrocher*, de Lay, sur Loire), dépose uniquement
et de la façon la plus péremptoire contre les médecins du Val-
de-Grâce, qui n'ont pas su retirer d'elle les avantages qu'elle
peut donner lorsqu'on sait proportionner son importance à la
gravité des lésions ; et dans le cas que vous avez porté à notre
connaissance, j'ai la certitude qu'une seule saignée *ad sudorem* aurait été beaucoup plus utile que toutes celles que l'on a
vainement pratiquées. Faudra-t-il donc toujours imputer au
remède tous les méfaits que nous voyons à tout moment com-
mettre en son nom ? Et croirait-on par exemple qu'il faille
renoncer aux immenses avantages que retirent de la vapeur
les arts et l'industrie, parce que d'incapables machinistes n'auront pas su la diriger et prévenir d'épouvantables catastro-
phes ?

Je bornerai là pour aujourd'hui ce que j'ai à dire sur la
pneumonie et sur sa curabilité, cette phlogose devant faire
plus tard le sujet de ma IVe et dernière division.

Toutefois, avant de nous séparer, laissez-moi vous rapporter, au sujet de la maladie qui vient de nous occuper, le sentiment d'un des auteurs les plus recommandables des temps
modernes, de celui-là même que vous m'opposez en 3' ligne
dans votre sortie sur la *phlébotomanie*, de Laennec, enfin que
vous avez pris, je crois, pour un détracteur des émissions sanguines. « Depuis Hippocrate jusqu'à nous, la *plupart* des
» praticiens ont regardé la pneumonie comme une des mala-

» dies dans lesquelles la saignée produit le *plus souvent des*
» *effets héroïques. Les meilleurs auteurs* n'ont admis à cet
» égard que des *exceptions peu nombreuses et quelques théo-*
» *riciens, hérétiques de la médecine, ont seuls osé en pros-*
» *crire l'usage.* »

« Je m'arrête, comme dit l'illustre Chauffard, d'Avignon, car
» j'écrirais tout un volume, si je voulais rapporter toutes les
guérisons que j'ai dues à la saignée. »

Eh ! que serait-ce donc si ces grands praticiens avaient
connu de quelle puissance abortive est doué ce remède, lorsqu'on s'est fait une loi de le pousser jusqu'à la diaphorèse, *ad
sudorem.*

Qui habet aures audiendi, audiat.

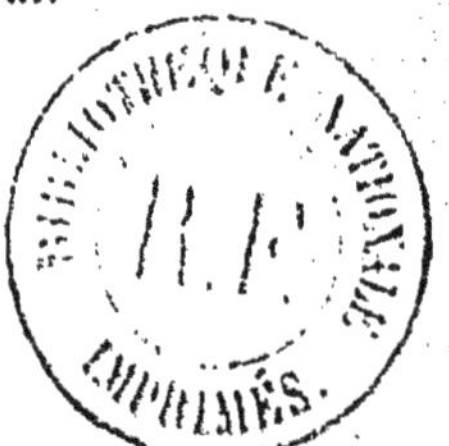

www.ingramcontent.com/pod-product-compliance
Ingram Content Group UK Ltd.
Pitfield, Milton Keynes, MK11 3LW, UK
UKHW022346120726
13694UKWH00004B/1718